ESSAI

SUR

L'ÉDUCATION PHYSIQUE

DES ENFANS.

MÉMOIRE

Couronné par la Société royale de Médecine de Bordeaux.

PAR F. S. RATIER, D. M. P.

L'éducation de l'homme commence à sa naissance.
(*Emile*).

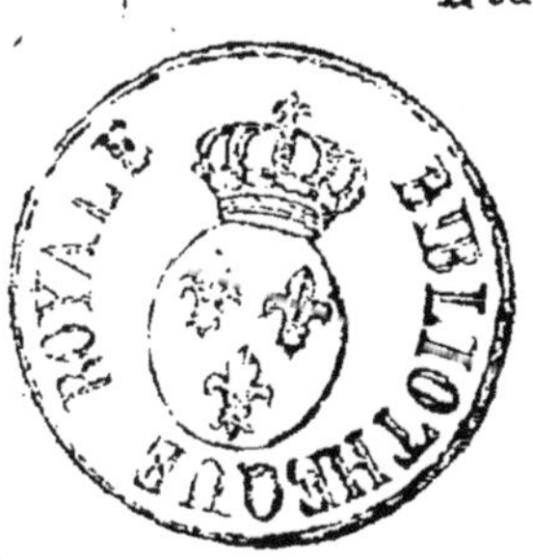

PARIS,

CHEZ { CROULLEBOIS, Libraire, rue des Mathurins Saint-Jacques, n°. 17 ;
BAILLIÈRE, Libraire, rue de l'École de Médecine.

1821.

IMPRIMERIE DE A. BELIN.

A

M[r]. FOUQUIER,

PROFESSEUR

DE LA FACULTÉ DE MÉDECINE DE PARIS,

Membre titulaire de l'Académie Royale de Médecine, Médecin de l'hôpital de la Charité, chevalier de l'ordre royal de la Légion-d'Honneur, etc.

Je dois à votre bienveillance et à vos soins paternels, le peu de connaissances que je possède, et ce premier succès; vous en faire hommage est un devoir autant qu'un plaisir pour votre Élève.

F. S. RATIER.

ESSAI

SUR

L'ÉDUCATION PHYSIQUE DES ENFANS.

Mémoire couronné par la Société royale de Médecine de Bordeaux.

Avant-propos.

Dans un siècle où les systèmes et les hypothèses ont fait place à l'esprit d'analyse et d'observation, l'éducation des enfans doit intéresser la société toute entière; mais c'est à la médecine, surtout, qu'il appartient de diriger, par ses conseils, l'éducation physique, tandis que la philosophie, de concert avec elle, guide les parens dans l'éducation morale. C'est par cette heureuse harmonie, que *chaque génération préparant avec un zèle religieux et attentif celle qui doit la suivre, donnera une impulsion progressive et salutaire à l'espèce humaine.* Pénétré de ces principes, j'ai voulu offrir à mes concitoyens, moins une longue et savante dissertation sur l'éducation physique, qu'un tableau succinct, mais complet, des moyens propres à donner à l'enfance une constitution saine et robuste ; à former pour l'âge adulte, des hommes capables de payer leur dette au corps social, dans quelque condition qu'ils se trouvent placés ; en un mot, qu'un *manuel* écrit avec exactitude, simplicité et concision, qu'on puisse mettre entre les mains des mères de famille pour les guider dans leurs fonctions importantes. Je dis, des mères de famille, car c'est à elles qu'est confié à peu près exclusivement le soin de nos premières années ; c'est d'elles que nous recevons nos premières impressions, tant au physique qu'au moral ; c'est donc à elles qu'il faut s'adresser pour établir d'utiles réformes.

Si l'on jette un coup d'œil sur le système d'éducation adopté de nos jours, on verra qu'il y a plus à retrancher qu'à ajouter, et que pour arriver à la perfection, il suffirait de rappeler l'homme civilisé à cet instinct naturel qui ne nous trompe jamais quand nous savons l'écouter. Il semble que nous craignions tout ce que la nature nous présente ; il faut que nous fassions quelque correction à ses ouvrages ; mais elles sont rarement heureuses, et nous avons trop souvent l'occasion de vérifier cette maxime : *tout est bien, sortant des mains du Créateur ; tout dégénère entre les mains des hommes.* (Emile).

C'est une tâche bien difficile que de tracer les règles qui doivent diriger l'éducation physique des enfans ; le tempérament, le sexe, la condition, le climat doivent apporter tant d'exceptions aux préceptes généraux, qu'il est presque impossible d'indiquer toutes ces nuances ; voilà sans doute pourquoi les enfans, parfaitement élevés, seront toujours en petit nombre ; voilà aussi pourquoi *Emile*, cet ouvrage critiqué par certaines personnes avec aussi peu de justice et de raison qu'il est exalté par d'autres, ne peut pas être mis entre les mains de tout le monde. Ceux-là seulement pourront en tirer parti, qui, doués d'un bon jugement, sauront faire des applications pratiques de théories abstraites, et qui ne voudront pas élever *à la Jean-Jacques* le premier enfant qu'ils trouveront.

On peut voir dans *Emile* combien *Rousseau* avait de prévention contre les médecins : peut-être alors était-elle bien fondée, et montrerait-il plus de bienveillance à leur égard maintenant, que, renonçant aux vaines discussions, et à la prétention ridicule de maîtriser la nature, ils se bornent à en observer la marche et à la suivre pas à pas. Quoi qu'il en soit de cette opinion, elle a beaucoup influé sur son travail, en lui faisant négliger le côté médical, s'il est permis de s'exprimer ainsi, et en le privant des avantages que la médecine lui aurait offerts; mais, d'ailleurs, malgré ses dédains, n'a-t-il pas puisé dans l'hygiène, dans cette partie la plus certaine comme la plus utile de notre art, tous les conseils qu'il donne pour procurer une constitution robuste? Je ferai remarquer encore que *Rousseau* a eu pour objet l'éducation d'un enfant comme on n'en rencontre guère, chez lequel la nature a fait une grande partie de l'ouvrage; je me propose, au contraire, d'élever un enfant comme on en voit beaucoup, c'est-à-dire chez lequel il faudra triompher d'une foule de difficultés, avant de l'amener au point où le philosophe de Genève prend son *Emile*.

La question qui nous occupe a bien souvent excité les méditations des moralistes et des médecins : on cite parmi les premiers, *Montaigne*, *Locke*, *Fénélon*, *Rousseau*; parmi les autres on remarque DESESSARTS, ANDRY, BUCHAN, BALLEXSERD, enfin MONTÈGRE, dont la médecine et la philosophie déplorent la fin prématurée. Mais chacun d'eux a envisagé le sujet d'après des idées particulières ; aussi la plupart de leurs ouvrages ont-ils été frappés d'une vieillesse précoce, par les rapides progrès de nos connaissances.

On doit en convenir, cependant, tout ce qu'il y a de vrai, et par conséquent d'utile sur cette matière, a déjà été dit et écrit ; mais ces préceptes salutaires se trouvent disséminés dans de nombreux et volumineux traités, et souvent perdus au milieu de longues dissertations, de théories absurdes, d'opinions exclusives et erronées. Il s'agit donc uniquement de les recueillir et de les réunir en un corps de doctrine ; c'est le but que je me suis proposé, heureux si, parvenant à l'atteindre, je puis mériter les suffrages de l'illustre Société à laquelle j'ai l'honneur de soumettre mon travail.

Dans un pareil sujet, il serait sans doute facile, en s'abandonnant à l'impulsion de son cœur, de peindre avec les traits les plus énergiques et les devoirs des parens, et les maux sans nombre qui résultent de leur abandon; mais la vérité n'a pas besoin des charmes de l'éloquence, un langage exact et sévère est le seul qui lui convienne, et d'ailleurs cette matière a déjà été traitée avec une supériorité de style qui m'interdit tout espoir d'entrer en parallèle.

J'aurais pu étaler, à peu de frais, un grand luxe d'érudition; ce moyen m'a paru misérable: j'ai consulté les auteurs les plus recommandables; j'ai pris dans leurs écrits ce que j'y ai trouvé de meilleur; j'ai même adopté leurs expressions, quand elles m'ont paru préférables à celles que j'aurais pu employer: cette déclaration suffira, je pense, pour m'épargner des citations trop souvent répétées, et pour me soustraire au soupçon de plagiat.

Chapitre premier.

Considérations générales.

Puisque notre organisation physique a tant d'analogie avec celle des animaux ; puisqu'il est démontré que les sauvages, dont la manière de vivre se rapproche le plus de la leur, ont généralement une bonne constitution, jouissent d'une santé parfaite, et poussent leur carrière au-delà du terme qu'atteint la majeure partie des hommes civilisés, il n'y a pas de raison pour que nous ne prenions pas dans leurs mœurs plusieurs préceptes pour notre éducation physique. Quelques personnes vont sans doute se récrier, et peut-être même m'accuser de matérialisme; je leur répondrai par ce passage du livre des proverbes : *Vade ad formicam, ô piger, et considera vias ejus et disce sapientiam: quœ, cùm non habeat ducem, nec prœcèptorem, nec principem, parat in œstale cibum sibi, et congregat quod comedat.* Je ne chercherai point à me justifier auprès des personnes raisonnables, qui ne donneront à ma proposition ni plus ni moins d'extension que je ne le fais moi-même, et qui l'apprécieront à sa juste valeur.

On pourrait supposer encore, après cela, que je regarde l'éducation physique comme susceptible d'être isolée absolument de l'éducation morale, tandis que, au contraire, ces deux parties ont entre elles une connexion si intime, qu'il est impossible d'en assigner positivement les limites respectives. Pour les parens vraiment dignes de ce nom, l'éducation est *une*; elle commence au moment où l'enfant voit le jour, et pour qu'elle soit complète, toutes les parties doivent en être conduites de concert. Aussi, malgré mon plan, qui se borne à l'éducation physique, je me trouverai souvent forcé de placer des considérations morales inséparables des préceptes relatifs au corps, et pour rendre la chose plus sensible, je vais citer un exemple: Un enfant crie sans motifs; en apaisant ses cris par des moyens convenables, on remplit à la fois deux indications; au physique, on le préserve de diverses maladies, les hernies, le croup, les convulsions, qu'on a vu souvent succéder à des cris opiniâtres; au moral, on l'empêche de devenir fantasque et impérieux. N'a-t-on pas vu souvent la jalousie, la colère, la frayeur, porter à la constitution physique des enfans les plus terribles atteintes? C'est parce qu'on néglige trop l'éducation morale dans le premier âge, qu'elle offre plus tard tant de difficultés; rien n'est plus facile et plus agréable que de bien élever un enfant; mais il faut s'y prendre à temps; il faut que les parens se livrent avec zèle à cette occupation; il faut qu'il règne entre eux un accord parfait d'opinion; il faut, surtout, que la mère soit bien persuadée de la bonté du plan qu'elle aura choisi, afin de ne s'en point écarter, « car il n'y a guère de méprises pour lesquelles on doive avoir si peu d'indulgence, que celles qui concernent l'éducation des enfans. Elles sont si dangereuses que, sans un prompt remède, elles font des impressions ineffaçables, et qui se répandent sur le reste de la vie » (*Locke*). Il est tellement nécessaire d'être conséquent à soi-même à l'égard des enfans, qu'une méthode imparfaite, mais suivie exactement, serait au fait plus avantageuse qu'une méthode excellente en elle-même, dans laquelle on se permettrait de fréquens écarts.

Faire l'éducation d'un enfant, pour beaucoup de gens, c'est lui enseigner les belles-lettres et les sciences; aussi la remet-on à l'âge de huit ou dix ans. Jusque-là, il est abandonné à ses caprices, ou plutôt à ceux de son imprudente famille, qui gâte et sa constitution et son caractère par trop d'indulgence et de tendresse. « C'est ainsi qu'on verse dans son jeune cœur les passions qu'on impute ensuite à la nature, et qu'après avoir pris peine à le rendre méchant, on s'étonne de le trouver tel (*Emile*). » C'est surtout dans les maladies, qu'on peut apprécier les funestes effets de l'aveugle complaisance des parens; l'enfant accoutumé à l'empire, rejette avec colère et obstination le breuvage salutaire qui pourrait le rappeler à la vie; aussi les trois quarts et demi de ceux qui meurent alors, ne périssent que parce qu'ils ont été indociles ou opiniâtres.

Les anciens se faisaient de l'éducation une idée bien plus juste : ce mot, chez eux, signifiait nourriture, et l'on peut voir ce qu'ils en pensaient, par cette phrase, dont notre langue ne rendrait pas toute l'exactitude, mais qui exprime bien toutes les parties dont se compose l'éducation, considérée sous son véritable point de vue : *educit obs-*

tetrix, educat nutrix, instituit pœdagogus; docet magister.

Quels sont donc les moyens d'éviter tant d'écueils ? *Rousseau* l'a dit : « Pour former cet homme rare qu'avons-nous à faire? Beaucoup, sans doute, c'est d'empêcher que rien soit fait (*Emile*). » Cette idée ne saurait être adoptée rigoureusement, mais elle n'établit pas moins une vérité incontestable, et que nous ne devons jamais perdre de vue, c'est que la première éducation doit être purement négative. Observons la nature, suivons pas à pas la route qu'elle nous trace, ne dédaignons pas de prendre des exemples utiles jusque chez les êtres les moins relevés; c'est dans ses plus petits ouvrages qu'éclate la sagesse du Créateur ; n'oublions jamais que la nature dans ses opérations suit constamment une marche lente et graduelle ; qu'elle ne procède point par sauts et par bonds, et nous serons étonnés des résultats avantageux que nous aurons obtenus presque sans efforts.

Il est vrai qu'il sera difficile d'y parvenir, si l'on confie ses enfans à des mains étrangères, et que des parens seuls pourront suivre avec persévérance le plan que je vais tracer. Sans rappeler ici toutes les raisons qui leur prescrivent ce devoir, je me bornerai à présager à ceux qui s'y soustrairont, de longs et inutiles regrets, et à déplorer le sort des enfans auxquels ils auront donné le jour; enfin je formerai des vœux pour que les gouvernemens engagent, par tous les moyens qui sont en leur pouvoir, les pères et mères à suivre la voix de la nature; « car c'est de l'éducation physique des enfans, que dépendent, non-seulement leur santé et l'utilité dont ils doivent être dans le monde, mais encore la sûreté et la prospérité de l'Etat qui les a vu naître, et dont ils sont membres (BUCHAN). » Je devrais peut-être examiner ici par quels moyens on pourrait parvenir à perfectionner la race humaine dans son origine, et développer d'utiles aperçus, relativement au mariage, à la gestation, et aux soins qu'elle réclame; mais ces considérations, intéressantes sous tant de rapports, m'entraîneraient au-delà des bornes que je me suis prescrites.

Trop peu de parens sont bien persuadés de l'importance de l'éducation physique: les pères, surtout, ne s'en occupent point assez. Quant aux mères, même celles qui allaitent leurs enfans, sont, pour la plupart, dans l'ignorance la plus complète des soins que réclame le premier âge, et c'est sur leur propre sang qu'elles en font un dangereux apprentissage. Ce n'est pas seulement le lait maternel qui est nécessaire alors; c'est une foule de précautions, et plus encore l'abstinence de pratiques vicieuses : aussi est-il vrai de dire qu'une mère qui ne peut point allaiter elle-même son enfant, fera mieux de le nourrir artificiellement, mais près d'elle, que de le confier à une nourrice mercenaire. Ne serait-il pas à désirer que cette partie si intéressante des devoirs du sexe, entrât pour quelque chose dans l'éducation des filles, et qu'à l'âge de dix-sept ou dix-huit ans, on les instruisît, avec détail, des fonctions respectables qu'elles sont appelées à remplir? Quel médecin n'a pas été vingt fois témoin de la maladresse de jeunes accouchées, et n'a pas eu à gémir sur les suites funestes des préjugés que les femmes perpétuent par une tradition non interrompue ? Il serait trop long de combattre tous ceux qui viennent assiéger l'homme au berceau. Cependant leurs effets meurtriers sont bien évidens, et l'effrayante mortalité qui frappe les enfans dans les premiers jours de leur existence, en fournit une preuve douloureuse. On pourrait cependant en conserver un grand nombre, si l'on voulait se borner aux soins qu'indique la nature, sans troubler ses opérations ; et mon travail ne sera point infructueux, si je parviens à ravir quelques unes de ces tendres victimes au trépas que leur préparent la coupable négligence, ou plus souvent encore les soins malentendus de leurs parens.

CHAPITRE II.

De l'air.

L'air, si justement appelé l'aliment de la vie, *pabulum vitæ*, mérite ce nom, surtout à l'égard de l'enfance; son influence utile ou nuisible ne saurait être contestée. Ne voit-on pas en effet les enfans des campagnes, malgré beaucoup de circonstances défavorables, jouir d'une meilleure santé que ceux des villes, et, parmi ces derniers, n'observe-t-on pas des différences notables entre ceux qui habitent des lieux élevés et bien aérés, et ceux qui sont confinés dans des quartiers bas, humides, et sans cesse remplis d'émanations putrides? Dans le Valais, on a constaté une diminution très-sensible dans le nombre des goîtreux et des crétins, depuis que les femmes des villes confient leurs enfans aux soins des paysannes, qui les emmènent sur les montagnes. Sans entrer dans des détails qui appartiennent aux traités complets d'hygiène, il me suffira de rappeler ici que l'air agit sur notre organisation par ses qualités physiques, suivant qu'il est chaud ou froid, sec ou humide, dense ou raréfié, et par ses propriétés chimiques, suivant les diverses émanations dont il est chargé ; que l'humidité de l'air, déjà fâcheuse par elle-même, devient plus sensible encore quand elle se réunit au froid ; qu'au contraire, un air sec, chaud ou froid, est celui qui, à quelques exceptions près, convient le mieux à l'homme. Les auteurs qui ont écrit sur l'éducation physique, attachent une grande importance au choix de l'air ; et tous, sans exception, accordent une préférence marquée à celui de la campagne. Cependant, pour procurer aux enfans l'avantage inappréciable de l'allaitement maternel, il faut, la plupart du temps, faire le sacrifice du séjour aux champs, et chercher à la ville l'air qui leur est le plus favorable. On conçoit facilement que je donne à ce sujet, seulement des préceptes généraux, et que chacun, d'après sa situation, devra les modifier, en tâchant de réunir, autant que possible, les circonstances que je vais indiquer.

Placer l'enfant nouveau-né dans l'atmosphère qui est le plus en harmonie avec son état actuel, puis l'accoutumer graduellement à supporter, sans danger, toutes les alternatives de chaud et de froid, de sécheresse et d'humidité, auxquelles il doit être soumis par la suite, telles sont les deux conditions qui se présentent à remplir. Bien qu'il faille, dès la naissance, endurcir le corps contre les vicissitudes atmosphériques, il serait cependant déraisonnable de l'y exposer brusquement, avant qu'il fût en état de les braver: or l'enfant qui, dans le sein de sa mère, était placé dans une température douce et uniforme, et dont la peau est extrêmement tendre et délicate, souffrirait à coup sûr du contact de l'air froid. Il est donc important que, dans les premiers jours de la vie, il soit tenu dans un milieu à peu près analogue à celui qu'il vient de quitter; la chaleur lui est indispensable, et celle qui lui convient le mieux, est celle de la mère, qui, par une sorte d'incubation le préserve du froid qui lui serait pernicieux. Plus tard, il faudra commencer à l'habituer à l'impression d'un air modérément chaud, en l'y exposant d'abord partiellement, puis bientôt en entier. Le savant professeur HALLÉ, dans ses leçons publiques, conseillait souvent le bain d'air; c'est ici, je pense, qu'il peut trouver une utile application. Pour ajouter encore à son heureuse influence, on pourra y joindre l'action de la chaleur solaire et des frictions. Ainsi, que chaque jour, après son lever, l'enfant soit laissé nu pendant quelques instans, qu'il puisse étendre, agiter ses membres faibles encore, soit aux rayons du soleil, soit devant un feu clair, qu'en même temps sa mère exerce sur toute la surface du corps des frictions douces, ou plutôt une sorte de massage, qui, en excitant légèrement la peau, favorise la transpiration insensible. Il est bon d'abriter le berceau contre les courans d'air froid ; mais si les rideaux dont on le couvre sont trop épais ou fermés hermétiquement, ils ont le double inconvénient et d'empêcher le renouvellement de l'air, et de concentrer une chaleur trop forte, qui, mêlée aux émanations animales, peut devenir la source d'une foule de maladies. Quand l'enfant peut marcher, il est plus nécessaire encore de le laisser à l'air libre ; désormais, moins immédiatement soumis à la surveillance maternelle, il a plus besoin de s'endurcir contre les influences atmosphériques auquelles il s'exposera imprudemment. Ne voit-on pas chaque jour des enfans, élevés dans une mollesse telle qu'on redoute pour eux le vent le plus léger, être frappés des maladies les plus graves, lorsqu'on vient à négliger ces précautions si mal entendues? Au contraire, ceux qui vont ordinairement la tête nue et vêtus à la légère, font à peine attention au froid le plus rigoureux, et n'en reçoivent aucun dommage quant à leur santé.

Il est reconnu que le séjour de la campagne est, pour le premier âge, infiniment meilleur que celui de la ville; mais, dans quelque endroit qu'on ait choisi son habitation, il faut éviter soigneusement les lieux bas, humides, dans lesquels l'air n'est que difficilement renouvelé, et chargé des émanations de substances animales ou végétales en putréfaction. On fuira le voisinage des étangs, des marais, de toutes les usines qui répandent au loin des émanations méphitiques; on préférera les lieux élevés, secs, et bien découverts, dans lesquels l'air est souvent agité par les vents, et réchauffé par les rayons du soleil. La chambre qu'habitera l'enfant sera élevée et regardant le midi ou le levant, les murs ne seront pas récemment crépis, et dans tous les cas, le lit devra en être éloigné: elle sera percée de croisées larges, qu'on ouvrira dès le matin, et qu'on ne fermera que dans le temps froid et humide. Les poëles qui entretiennent dans l'appartement une chaleur vive et constante occasionent beaucoup d'inflammations de poitrine ; il n'y aura donc dans la chambre de l'enfant que peu de feu, et on l'empêchera de s'y tenir longtemps ; d'ailleurs il n'aura pas froid si on lui permet de s'exercer en liberté.

Par ces moyens, l'enfant arrivé à la puberté aura acquis une force de résistance telle qu'il pourra soutenir indistinctement et sans danger à peu près toutes les températures, et même sa poitrine robuste et bien constituée ne sera point affectée par les qualités de l'air qui seraient funestes à des enfans délicats.

CHAPITRE III.

1° *Des vêtemens.*

Si j'ai donné peu d'extension au chapitre précédent, c'est que les préceptes qu'il renferme sont à peu près les mêmes pour toutes les époques de la vie; ici, au contraire, les modifications que les vêtemens éprouvent dans leur forme et dans leur nature, suivant les différens âges, m'obligent d'entrer dans des détails plus étendus.

L'habillement de l'enfant naissant est une chose si simple, qu'il semble surprenant qu'on ait pu tomber dans l'erreur à cet égard. Le but est atteint, dès qu'on l'a couvert de vêtemens chauds, doux et assez larges pour n'exercer sur son corps délicat aucune compression. La plume éloquente de *Rousseau* a déjà frappé d'anathème les liens par lesquels on torturait le premier âge. « L'homme civilisé, dit-il, naît, vit et meurt dans l'esclavage; à sa naissance, on le coud dans un maillot; à sa mort on le cloue dans une bière; tant qu'il garde figure humaine, il est enchaîné par nos institutions (*Emile*). » Grâce aux progrès des lumières, le maillot, tel qu'on l'employait autrefois, est abandonné entièrement par les mères qui allaitent elles-mêmes, ou du moins modifié de manière à n'avoir plus d'inconvéniens ; mais les nourrices mercenaires sont restées fidèles à cet antique usage, qui favorise merveilleusement leur négligence et leur paresse. Ces fâcheux effets sont trop connus pour qu'il soit utile de les retracer encore : je me bornerai à indiquer quel genre d'habillement convient le mieux aux différentes époques de l'enfance.

La tête doit être tenue couverte, tant qu'elle est dépourvue de cheveux ; mais il est nuisible de la surcharger de bonnets qui concentrent une chaleur incommode et retiennent la matière de la transpiration. Comme le cuir chevelu est doué alors d'une force exhalante très-considérable, tout ce qui tend à l'accroître au-delà du terme convenable, ne peut qu'être dangereux. C'est sans doute à la mauvaise habitude de couvrir trop la tête, que peuvent être attribuées les éruptions variées qui affectent cette partie, et que le vulgaire désigne sous le nom de *gourme*. Le raisonnement est ici d'accord avec les faits, puisque ces éruptions, fréquentes en Pologne, où les bonnets sont chauds, lourds et rarement changés, sont presque inconnues en Italie, où l'usage est de laisser les enfans la tête découverte. La coiffure la plus commode se compose d'un béguin de toile, sur lequel on met un second bonnet de flanelle, et fixé par un ruban large qui entoure la tête. Les mentonnières que l'on met ordinairement n'ont point d'avantages, puisque les enfans font trop peu de mouvement pour se décoiffer; elles peuvent entraîner mille dangers, lorsqu'elles sont trop serrées, et qu'elles gênent la respiration et la déglutition. Il est encore d'usage de fixer la tête sur la poitrine au moyen d'une bande de toile, appelée *têtière :* ce lien, employé pour prévenir le renversement de la tête en arrière, est au moins inutile, puisque la mère, en portant son enfant, a toujours soin de la soutenir.

On emploie aussi une autre coiffure propre à l'enfance; je veux parler des bourrelets, espèce de bonnet de carton matelassé, afin d'amortir le choc des corps extérieurs. Les bourrelets ont les défauts de toutes les coiffures pesantes et épaisses, et d'ailleurs l'enfant élevé comme je le conseille, n'en aura pas besoin, parce qu'il ne marchera seul que quand il sera assez fort pour ne pas tomber, et que s'il tombe avant de marcher, ce ne sera jamais ni d'assez haut ni assez rudement pour se blesser. Le bourrelet ne lui serait pas même profitable, dans le cas où on le laisserait tomber en le portant, car s'il le garantit de la contusion des parties extèrnes, ce n'est qu'en rendant plus considérable la commotion du cerveau, lésion bien autrement grave que la première. Les chutes sur la tête sont moins dangereuses chez les enfans, que ne le ferait croire la mollesse du crâne. M. le docteur Dugès, dans sa dissertation inaugurale sur les *maladies des enfans*, rapporte cinq exemples de chutes sur la tête, arrivées chez des enfans à la mamelle, sans aucune conséquence fâcheuse : j'en puis ajouter un sixième qui s'est présenté à moi l'an dernier. Dans tous les cas, une ou deux sangsues, quelques laxatifs, des antispasmodiques légers, ont suffi pour s'opposer aux accidens qu'on redoutait.

Lorsque les cheveux sont assez longs pour protéger le cuir chevelu contre l'impression trop directe de l'air, toute coiffure étrangère devient inutile, et même on devrait laisser toujours la tête nue, et ne permettre aux enfans qu'un petit chapeau de paille blanche, destiné bien moins à conserver la chaleur de la tête qu'à la défendre contre l'ardeur du soleil. Les cheveux longs et flottans sur les épaules, sont pour l'enfance la coiffure la plus commode, et même la plus agréable à l'œil : les cheveux courts, dits *à la Titus* ont l'avantage de pouvoir être plus facilement peignés ; c'est ce qui a fait adopter cette mode presque généralement, et surtout dans les colléges.

C'est une précaution convenable, pendant les quatre ou cinq premiers jours de la vie, d'entourer le ventre d'une petite bande ; mais elle devient superflue dès que le cordon ombilical s'est tout-à-fait séparé du corps, et dans aucun cas il ne faut pas que cette bande soit serrée. L'usage ne doit en être continué que quand il existe une hernie ombilicale, et alors même un bandage qui exerce sur l'anneau une compression méthodique, lui est de beaucoup préférable.

On peut conserver les chemises et les brassières telles qu'on les fait maintenant, c'est-à-dire, larges et ouvertes par derrière ; ou aura soin surtout que les manches soient très-aisées, de peur que les doigts de l'enfant ne s'y trouvent arrêtés et renversés. On prévient cet accident, en introduisant par l'ouverture inférieure de la manche, deux doigts avec lesquels on va chercher la main de l'enfant, qu'on fait passer ainsi, sans courir le risque de la tirailler et même de la luxer. Il est indispensable de bannir les épingles de leur habillement : en effet, quelque attention qu'on ait, il arrive trop souvent qu'elles les blessent. Je viens d'avoir récemment sous les yeux un exemple remarquable du danger de cet usage. Un enfant de dix mois, très-robuste et très-bien portant, se livrait depuis deux heures à des cris que rien ne pouvait apaiser ; il s'y joignit bientôt des convulsions très-violentes, et qui augmentaient surtout lorsqu'on le tenait sur le dos. Appelé près de lui, et voulant l'examiner commodément, je le fis déshabiller ; les cris cessèrent dès qu'on eut ôté l'épingle qui fermait la brassière. En regardant le dos, j'y trouvai une tumeur inflammatoire assez volumineuse, occasionée par cette épingle, qui avait pénétré de trois lignes dans les tégumens. Les faits de ce genre ne sont que trop communs et doivent faire adopter exclusivement l'usage des cordons.

Que l'enfant ne soit pas gêné dans ses mouvemens ; la liberté qu'on laisse à ses membres, loin de les déformer comme le prétendent les partisans du maillot, est seule propre à en favoriser le développement régulier. Les peuples de la Géorgie, de la Circassie, chez lesquels on observe les plus belles formes, ignorent absolument l'usage du maillot. En Turquie, on ne voit guère d'enfans contrefaits, que chez les marchands grecs, qui les font élever par des esclaves chrétiennes. De peur de perdre les heureux effets du maillot, lorsque l'enfant en est débarrassé, on se hâte d'y substituer un autre lien ; c'est une couche pliée en triangle, qu'on tortille autour des cuisses et des jambes, de manière à former une espèce de culotte ; c'est, dit-on, dans l'intention de lui tenir chaud et d'empêcher qu'il ne soit sali. Il n'est pas du tout nécessaire, pour qu'un enfant ait chaud, qu'il soit étroitement garrotté ; cette méthode n'atteint pas davantage le but de propreté qu'on veut bien lui supposer. Qu'y a-t-il en effet de plus fâcheux, que l'application immédiate des matières fécales et de l'urine? Or, cette application n'a pas lieu si l'on emploie d'abord une couche de toile qu'on attache légèrement autour des reins en forme de jupon, et qu'on recouvre d'un lange de laine fixé de la même manière. Par ce moyen, l'enfant est préservé du froid; il peut se livrer à tous ses mouvemens, et l'on voit en un instant s'il est ou non sali. Tout le monde sait combien la propreté lui est indispensable, et combien de maux naissent du contact prolongé des excrémens sur la peau encore tendre et facile à enflammer. Le procédé que je viens d'indiquer, doit être mis en usage jusqu'à l'époque où l'enfant commence à pouvoir exprimer ses besoins; il est, sous tous les rapports, infiniment préférable à tous ceux qu'on a employés jusqu'ici.

Tant que l'enfant reste couché, ou dans les bras de sa mère, ce genre d'habillement lui suffit; plus tard, et quand ses organes acquièrent un développement plus complet, son costume doit être un peu changé. Alors, à la chemise courte, qu'il portait d'abord, on en substituera une plus longue; on mettra par dessus une petite robe avec une seule coulisse à la partie supérieure; cette robe sera plus ou moins chaude, suivant la saison ; en toile pour l'été, en laine pour l'hiver ; elle convient également aux deux sexes jusqu'à l'âge où chacun prend l'habillement qui le distingue.

A cette époque, les enfans des deux sexes seront vêtus, à peu près comme ils doivent l'être pendant toute leur vie ; et l'histoire de l'habillement appartiendrait à un traité général d'hygiène, si l'influence qu'il peut exercer sur le développement du corps, ne lui assignait ici une place spéciale.

Les garçons commencent alors à se servir de la culotte, ou plutôt du pantalon, qui est maintenant employé d'une manière presque exclusive. Infiniment plus commode que la culotte proprement dite, il laisse exécuter en liberté tous les mouvemens des extrémités inférieures, et la circulation s'opérer sans aucune entrave. Une ceinture large, et fixée en arrière par une boucle que l'on serre à volonté, fournit aux muscles abdominaux un point d'appui, dont on apprécie l'avantage dans les différens efforts. Les pantalons larges doivent être préférés à ceux qui sont justes, et qui présentent, bien qu'à un moindre degré, les inconvéniens des culottes courtes. C'est, je crois, à tort qu'on s'est élevé contre les bretelles, auxquelles on reproche de produire la déviation de la colonne vertébrale: elles pourraient tout au plus avoir cet effet avec les culottes courtes, parce qu'alors elles présentent un levier, dont les deux points fixes se trouvent aux épaules et aux jarrets; mais, avec un pantalon flottant, il ne doit rester sur ce point aucune inquiétude. Si, à ce vêtement, on ajoute un gilet et un habit, dont la forme est à peu près indifférente, on aura l'habillement complet qui convient aux garçons.

Leur vivacité, leur impatience de la contrainte, les portent bientôt à se débarrasser de tout ce qui les gêne ; aussi en général leur costume, quelque mal imaginé qu'il ait été, n'a jamais produit chez eux autant de mal que chez les jeunes filles. En effet, la coquetterie engage souvent ces dernières à supporter, sans se plaindre, non-seulement la gêne, mais encore la douleur. Quoiqu'on ait renoncé aux paniers, aux talons et au rouge, il reste encore à détruire plusieurs préjugés funestes à la population. Les corsets dans lesquels on emprisonne, de bonne heure, la taille des jeunes personnes, doivent être considérés comme la cause d'une foule de maladies, et probablement de la cruelle préférence que la phthisie pulmonaire semble affecter pour le sexe féminin (1) .Le simple bon sens ne démontre-t-il pas qu'une cuirasse, garnie en arrière de plusieurs baleines, et en avant d'une plaque d'acier, appelée *busc*, et serrée fortement au moyen d'un lacet, ne peut que diminuer les diamètres antéro-postérieur et transversal de la poitrine, gêner le jeu de la circulation et de la respiration, déformer le sein et s'opposer aux mouvemens du tronc ? Ces inconvéniens ont été reconnus et signalés par tous ceux qui ont écrit sur l'éducation ; mais la mode, toujours tyrannique, surtout en France, a fait mépriser ces utiles conseils. Cependant, pour conserver une apparence de raison, il a bien fallu chercher aux corsets quelques avantages, et voilà ceux qu'on leur suppose : ils obligent les jeunes filles à se tenir droites, ils soutiennent la gorge, et empêchent le déve-

---

(1) Des relevés exacts que j'ai faits à l'hôpital de la Charité, m'ont démontré que les femmes phthisiques étaient aux hommes dans la proportion de trois à deux.

loppement trop considérable du ventre. Il sera facile de prouver, par des faits, que ce vêtement a des effets précisément contraires. La rectitude du tronc n'est pas due à sa bonne conformation, ou à la force de ses muscles, mais bien à la résistance mécanique de la boîte dans laquelle il est contenu : ôtez le corset, et vous verrez cette femme dont la taille est si svelte, se tenir courbée comme dans la vieillesse. Le sein, lui-même, indépendamment de l'aplatissement du mamelon, circonstance importante puisqu'on l'a vue souvent s'opposer à l'allaitement, éprouve dans sa forme une altération désagréable; sans cesse porté en haut, il devient pendant, dès qu'il cesse d'être soutenu, et cela même chez de très-jeunes personnes. Enfin l'on ne voit pas comment le ventre peut acquérir un volume disproportionné, lorsqu'il n'existe, sur aucun point du corps, de compression capable de refouler en bas les viscères qu'il renferme. J'ai dit que je prouverais ces assertions par des faits; sans aller les chercher dans l'antiquité, je les prendrai dans notre siècle, chez une nation voisine et rivale de la nôtre. En Angleterre où l'éducation des enfans est l'objet de la plus vive sollicitude, où les femmes, sans cesse retirées dans leur intérieur, les allaitent elles-mêmes avec le zèle le plus touchant, les maillots et les corsets sont absolument bannis : aussi voyons-nous que, chez la plupart des Anglaises, les formes se rapprochent beaucoup de ces proportions qui constituent le beau idéal. J'avouerai qu'elles n'ont pas cette tournure charmante qu'on admire chez nos compatriotes ; mais il n'est pas moins vrai de dire, qu'on ne voit parmi elles qu'un petit nombre de femmes contrefaites, et que chez elles le sein, malgré les allaitemens répétés, conserve fort long-temps, et des formes et une fermeté qu'il est fort rare d'observer chez nous. Enfin je citerai plusieurs jeunes Françaises qui, élevées d'après une méthode analogue, se distinguent de leurs jeunes compagnes, par une taille élégante, une tournure gracieuse et la plus brillante santé. Si l'on veut absolument conserver un corset, que du moins on le modifie de manière à le rendre supportable. Les jeunes filles dont je viens de parler, n'ont jamais porté qu'une espèce de ceinture composée d'une double toile ; elle est large d'environ six pouces, et lacée par derrière.

Vouloir fixer la forme des vêtemens féminins serait une chose fort inutile ; contentons-nous donc d'engager les mères de famille à se conformer, autant que possible, aux règles générales que nous exposerons plus bas.

La chaussure des enfans mérite également de fixer l'attention du médecin hygiéniste. Tant que l'enfant reste couché, elle lui est absolument inutile ; les bas qu'on lui mettrait alors, mouillés par les matières, ne feraient qu'en prolonger le contact. Lorsqu'il commencera à marcher, on lui mettra des bas de coton ou de fil, qu'on fixera au-dessous du genou avec une jarretière élastique. C'est plutôt dans cet endroit qu'au-dessus de l'articulation, que la jarretière doit être placée ; là, en effet, elle n'entrave le mouvement d'aucun muscle, et la constriction très-légère qu'elle exerce ne peut avoir aucun danger : au-dessus du genou, au contraire, se trouvent les tendons des extenseurs de la cuisse, qui sont gênés par la jarretière, ou bien l'empêchent de remplir le but qu'on se propose.

Les souliers des enfans seront larges et plats ; trop étroits, ils défigurent le pied ; avec des talons hauts, ils rendent la station et la marche moins certaines. Il est utile qu'ils soient faits sur deux formes, parce qu'alors ils s'accommodent mieux à la courbure du pied. *Locke* voulait, et avec raison, qu'ils fussent extrêmement minces pour endurcir les enfans contre le froid des pieds, qu'on voit si fréquemment être une cause de maladie : cependant il n'est pas nécessaire qu'ils prennent l'eau, ainsi qu'il le recommande.

Je crois avoir indiqué toutes les précautions à prendre, pour que les vêtemens des enfans ne contrarient point la marche de la nature ; je vais me résumer en peu de mots. Donnez-leur assez d'habits pour les garantir du froid ; qu'ils soient faits de manière à n'exercer aucune compression sur les cavités qui renferment des organes importans ; assez nombreux pour pouvoir être souvent changés, et jamais assez précieux, pour que la crainte de les gâter empêche les enfans de se livrer aux jeux de leur âge.

2° *Des bains.*

Parmi les moyens que l'hygiène fournit à l'éducation physique, les bains doivent tenir un rang distingué ; je ne parlerai ici que des bains chauds et des bains froids. Les premiers sont destinés spécialement à nettoyer la peau des matières étrangères qui la recouvrent, à la ramollir, à faciliter la transpiration insensible, et ces effets ne sauraient leur être contestés : les autres, tour à tour vantés ou décriés, ne doivent point être jugés d'une manière exclusive. C'est ici le lieu de rétablir les faits dans toute leur exactitude relativement à *Rousseau*. Un grand nombre de personnes lui prête le précepte absurde de plonger dans l'eau froide tous les enfans sans distinction. Voici comment il s'exprime à ce sujet : « Nos enfans, amollis avant que de naître, par la mollesse des pères et mères, apportent en venant au monde un tempérament déjà gâté, qu'il ne faut *pas exposer d'abord* aux épreuves qui doivent le rétablir ; ce n'est que *par degrés* qu'on peut les rendre à leur vigueur primitive. Commencez donc par suivre l'usage, et ne vous en écartez que peu à peu. »

Les bains froids doivent être considérés sous plusieurs points de vue, selon qu'ils sont prolongés ou bornés à une simple immersion, qu'on les fait prendre dans une baignoire ou dans l'eau courante, que l'on y joint ou non l'exercice de la natation. Les effets physiologiques de ces différens procédés étant généralement connus, on conçoit de suite quels sont les plus utiles, ou plutôt dans quel ordre successif ils peuvent être employés. Il n'est personne qui ne conseille de baigner les enfans dans une eau d'abord tiède, dont on diminuera graduellement la température jusqu'à celle de l'atmosphère; de se borner au commencement à une simple immersion, après laquelle on les essuie et on les frictionne avec des linges secs et chauds; de répéter ensuite ces immersions en les prolongeant, de manière à ce qu'ils puissent se plonger dans l'eau froide sans en éprouver de mauvais effets. Ainsi dirigés, les bains sont tellement avantageux, que je n'hésite point à les prescrire tous les jours, ou du moins le plus souvent possible; ils seront plus utiles encore lorsque l'enfant pourra se livrer à la natation, exercice précieux sous tous les rapports, et dont je ferai ressortir l'heureuse influence dans le chapitre consacré aux exercices. Indépendamment des bains, l'enfant nouveau-né a besoin d'être lavé fréquemment, à raison des matières dont il est souvent sali; ces lotions doivent être faites avec de l'eau tiède et une éponge : l'état misérable des enfans qui ne sont pas lavés et chez lesquels on se borne à essuyer la peau à sec, prouve mieux que toutes les réflexions l'importance de cette pratique.

3° *Des onctions et des frictions.*

Intùs vino, extùs oleo; telle fut la réponse d'un vieux soldat à César Auguste qui lui demandait par quels moyens il avait conservé une si bonne santé. Nous voyons par les écrits des anciens combien et avec quels avantages les onctions huileuses étaient employées chez eux. Ces onctions peuvent être, de temps en temps, mises en usage chez les enfans; elles amollissent la peau, assouplissent les articulations, et même étendent leur action sur les masses musculaires. Des frictions sèches et aromatiques forment aussi un accessoire utile : on les fait avec une flanelle ou une brosse douce imprégnée de vapeurs stimulantes; telles sont celles d'encens, de benjoin, de baies de genièvre; c'est principalement sur la région spinale qu'il convient de les pratiquer.

Chapitre IV.

1° *Des alimens et des boissons.*

Pour un enfant qui vient de naître, manger et dormir, constituent la principale, l'unique occupation ; et même lorsqu'il est plus avancé en âge, l'accroissement très-rapide que prend le corps, doit faire considérer la digestion comme la plus importante de toutes les fonctions. Mais cette vérité, quoique généralement reconnue, n'en est pas mieux mise en pratique, ou plutôt la malheureuse habitude de se soustraire aux lois de la nature, fait que, pour nourrir les enfans, on prend à tâche de les étouffer. C'est là que les préjugés, les pratiques absurdes et pernicieuses se présentent en foule, et sont accueillies avec empressement, tandis qu'on repousse les conseils de l'hygiène et les lumières de la physiologie.

Pour procéder avec méthode, il faut considérer dans les alimens leur qualité, leur quantité et leur mode d'administration : ce qu'il est convenable de faire, serait décrit dans quelques lignes ; mais il est bien autrement long de signaler les fautes qu'on doit éviter.

Le lait maternel est l'aliment par excellence; tel est le principe immuable que les femmes ne doivent jamais perdre de vue, et qui condamne toutes celles, qui, sous des prétextes frivoles, se soustraient à un devoir sacré. On les voit saisir avidement tous les motifs qui peuvent excuser leur abandon, les occupations, une santé délicate, et trop souvent elles sont secondées par leurs familles et par la complaisance coupable de quelques médecins. Quand les mères n'auraient en vue que l'intérêt de leurs enfans, ce seul mobile ne devrait-il pas suffire pour les décider? Mais c'est au nom de leur propre conservation qu'on doit les engager à les nourrir elles-mêmes; et les accidens qu'on voit survenir chez celles qui n'ont point allaité, les leucorrhées, les squirrhes des mamelles, les affections organiques de l'utérus, l'aliénation mentale, la mort prématurée, comparés avec la santé parfaite et la longue carrière de celles qui ont accompli le vœu de la nature, devraient enfin leur ouvrir les yeux. La génération est une fonction d'une si haute importance, que la nature, pour la favoriser, semble quelquefois s'écarter de la route ordinaire. Ainsi nous voyons les maladies chroniques ralentir leur marche pendant la gestation, et les maladies aiguës respecter les femmes qui allaitent. MORTON a observé plusieurs fois que des personnes soupçonnées de phthisie pulmonaire, à cause de leur extrême faiblesse, ont vu leur santé se rétablir, et leur constitution s'affermir pendant l'allaitement; et l'on s'explique facilement cette amélioration inespérée par le régime auquel elles ont dû s'assujétir.

L'ordre de la nature est que toutes les mères nourrissent leurs enfans; il est également dans cet ordre qu'elles leur donnent à téter dès qu'ils sont nés. Le premier lait (*colostrum*), séreux et peu chargé de parties butireuses et caseuses, est ce qui convient le mieux pour favoriser l'expulsion du méconium. Il existe d'ailleurs entre le lait de la mère et les humeurs de l'enfant une merveilleuse harmonie de composition, d'où il résulte que rien ne peut remplacer cette liqueur bienfaisante. Peu consistante dans les premiers jours de la vie, on le voit peu à peu acquérir plus de densité, à mesure que l'enfant se développe, et jusqu'à l'époque où l'apparition des dents vient annoncer que son estomac peut supporter des alimens d'un autre genre. Mais quels que soient les avantages du lait maternel, il faut bien se garder d'en gorger les enfans outre mesure, en vertu de ce proverbe ridicule autant que mal fondé : *Enfant bien rendant, enfant bien venant.* En effet, dès qu'un enfant crie, on se hâte de lui présenter le mamelon; s'il le refuse, on le lui met dans la bouche, en même temps qu'on lui applique le nez contre le sein, de sorte qu'il est forcé de téter, sous peine d'être étouffé. Qu'arrive-t-il alors? Ou bien la nature, sans cesse occupée à réparer nos fautes, provoque des vomissemens qui expulsent l'excédent du lait, ou bien c'est une diarrhée qui en débarrasse l'enfant; mais il n'en est pas moins vrai que ce malheureux petit être vit dans un état d'indigestion habituelle. Comment donc pourra-t-on reconnaître à quelles époques il convient de donner à téter? C'est une chose facile, et je vais emprunter à DÉSESSARTZ, à ce médecin qui a si bien observé l'enfance, le tableau des signes de la faim dans le premier âge. « Quand l'enfant a faim, dit-il, il a les yeux fixés sur sa nourrice, il la suit partout, et paraît chagrin quand elle s'éloigne ; il porte ses doigts à sa bouche et les sûce, ou suce sa langue ; la salive est sécrétée en abondance. En lui mettant le doigt dans la bouche, on sent qu'il le presse avidement ; si on lui montre le sein, il témoigne de la joie ; il saisit le mamelon et le presse de ses mains. Lorsqu'au contraire, il n'a pas faim, il prend le téton avec peine, et le quitte sans regret, et après en avoir tiré trop peu de lait pour apaiser sa faim, si elle eût été la cause de ses pleurs. » Telle est la règle qu'on doit suivre ; elle est beaucoup plus sage que celle qui consiste à donner à téter à l'enfant à des heures fixes. Il est vrai que cette dernière peut paraître plus commode ; mais un enfant bien portant réglera de lui-même l'heure de ses repas, parce que la faim ne se fera sentir chez lui que quand la digestion du repas précédent sera terminée. Il est des enfans qui tétent avec beaucoup d'avidité, et même jusqu'au point d'avoir de la toux, par le passage du lait dans les voies aériennes. Cette avidité pourrait tenir à ce qu'on les fait attendre trop long-temps : il faut, dans ce cas, rapprocher leurs repas ; mais s'ils continuent, malgré cette précaution, il est bon de leur ôter de temps en temps le mamelon, ou de le presser légèrement afin de diminuer l'afflux du lait. C'est une pratique très-fâcheuse de leur frapper sur le dos, lorsqu'ils toussent, parce que par là on neutralise l'effort qu'ils font pour chasser le corps étranger qui les suffoque.

Malgré l'autorité d'HIPPOCRATE, il est certain que l'abstinence est utile aux enfans dont les affections sont, pour la plupart, inflammatoires, et qu'ils la supportent beaucoup mieux qn'on ne le croit communément: c'est pour cela qu'il est convenable de les y soumettre dès qu'ils sont malades; la plus légère indisposition s'accompagne d'un trouble plus ou moins considérable des fonctions digestives; trouble qu'on ne peut qu'aggraver par l'ingestion de nouveaux alimens. Il est bon aussi d'en diminuer la proportion, quand l'enfant fait des dents; il est alors ordinairement atteint d'une diarrhée qui atteste l'irritation des premières voies. Cette évacuation qui entraîne du lait en grumeaux non digérés, est connue sous le nom de *germes de dents*, et guérit parfaitement par un peu de diète.

Tant que l'enfant n'a pas de dents, le lait

de sa mère doit lui suffire, et même tout aliment solide ne peut que lui être pernicieux ; parce que l'éruption des dents coïncide avec l'accroissement des forces digestives, et constitue un signe auquel on doit s'en rapporter pour changer le régime alimentaire. Cependant si l'on admet que la mère étant délicate, soit fatiguée (ce qui est fort rare) par la perte journalière qu'elle éprouve, il faudra bien suppléer au défaut du lait. Dès lors mille substances viennent s'offrir : la bouillie, les potages, le pain, et même la viande, sont employés par des mères imprudentes, qui s'applaudissent encore de ce que leur enfant, disent-elles, mange de tout, sans penser au tort, souvent irréparable, qu'elles font à sa santé. Quelques unes cependant ont le bon esprit de suppléer au lait qui leur manque, par le lait des animaux ; mais elles pèchent encore par la manière dont elles l'emploient. En effet, sous prétexte d'affaiblir ce liquide, qui est trop consistant, elles le coupent, non point avec de l'eau pure, ce qui serait rationnel, mais avec une décoction d'orge ou de gruau, c'est-à-dire qu'au lieu de l'atténuer, elles lui donnent une densité plus considérable : de plus, pour éviter les inconvéniens attachés au lait cru, qui, dit-on, donne des coliques, on se hâte de le faire bouillir, et par conséquent on le prive de cet arôme qui lui est propre, et de l'air qu'il contient et qui l'eût rendu plus facile à digérer. Lors donc que, par une cause quelconque, on sera obligé de nourrir un enfant avec du lait de vache, on aura soin de le couper avec de l'eau tiède, dont on diminuera petit à petit la proportion, afin d'imiter, autant que possible, la marche de la nature; au lieu de le faire boire avec un gobelet, on le donnera dans une petite fiole, garnie à l'extrémité d'une éponge fine taillée en forme de mamelon; car la succion n'est point une circonstance indifférente; comparable à la mastication, elle s'accompagne d'un afflux de salive d'autant plus nécessaire, que l'aliment employé est plus étranger aux organes de l'enfant.

Ce n'est point assez pour certaines femmes, asservies par les préjugés, d'avoir privé leurs enfans de l'aliment qui leur était destiné par la Providence, il faut encore qu'elles aillent farcir leur estomac délicat d'une colle essentiellement indigeste, qu'on appelle *bouillie*. Cette bouillie est claire, elle est légère, disent-elles ; mais je leur demanderai à mon tour : avez-vous jamais vu la brebis remplir d'herbe même la plus tendre, la bouche de l'agneau naissant ? C'est son lait seul qu'elle lui présente. Imitez son exemple, et si vous n'avez pas le courage de nourrir votre enfant, du moins ne l'empoisonnez pas. On m'objectera peut-être qu'on élève des milliers d'enfans avec de la bouillie, je conviendrai que beaucoup d'enfans parviennent à l'âge adulte, malgré le plus mauvais système d'éducation physique, et par le bénéfice de la nature ; et d'ailleurs je pourrais citer des milliers d'enfans qui périssent au berceau, assurément par la faute de ceux qui les élèvent.

On voit des mères, qui, par une tendresse aveugle, laissent téter leurs enfans jusqu'à l'âge de deux et trois ans. Quoique moins préjudiciable, et moins commun que le sevrage prématuré, cet abus doit être signalé. L'époque du sevrage ne peut guère être rigoureusement fixée ; cependant le terme moyen de l'allaitement est de douze à quinze mois : on pourra toujours sévrer, sans danger, un enfant qui aura vingt ou vingt-deux dents, les chairs fermes, le visage coloré, les yeux clairs et vifs, en un mot, l'aspect de la santé et de la force. On ne pourra lui retrancher le lait, qu'après l'avoir habitué graduellement à prendre des alimens plus solides, et l'on doit en commencer l'usage avant de le sevrer, en suivant toutefois l'état des forces digestives; état annoncé par l'éruption des dents. Dès qu'elles commencent à paraître, on peut donner à l'enfant depetites croûtes de pain ; en les mâchant, il excite la sécrétion de la salive, favorise le ramollissement des gencives, et introduit dans son estomac une petite quantité de cet aliment, qui va désormais constituer la plus grande partie de sa nourriture. Plus tard, et lorsqu'il cessera de téter, on lui présentera du lait, soit pur, soit avec du pain, du bouillon de la même manière, des potages préparés avec des fécules ou des pâtes, et même de la bouillie, pourvu qu'elle soit bien faite.

Un enfant naissant est privé de sa mère; ou bien le défaut de lait, une maladie de consomption déjà très-avancée, l'empêchent absolument de le nourrir elle-même; deux moyens se présentent alors, une nourrice étrangère, et l'allaitement artificiel. Il est certain que le premier serait préférable, si l'on pouvait trouver une femme accouchée en même temps que la mère, et qui réunît à une affection sincère pour l'enfant confié à ses soins, assez de bon sens, pour se conformer aux préceptes qui lui seraient dictés. Mais au lieu de ces précieuses qualités, que trouve-t-on dans les nourrices mercenaires? L'assemblage de tous les préjugés, uni à l'avarice qui leur fait sacrifier leur propre sang : c'est chez elles que les malheureux enfans sont emprisonnés dans un maillot, et suspendus à un clou pendant qu'elles se livrent à leurs occupations; c'est encore chez elles, qu'à défaut du lait, dont la source est souvent tarie par le travail et la fatigue, ils sont gorgés d'alimens indigestes, malgré leurs cris de douleur. Les bonnes coutumes tombent facilement en désuétude ; les usages dangereux seuls font toujours des progrès : les nourrices de nos jours sont au moins aussi mauvaises que celles du dernier siècle : voici le tableau hideux, mais plein de vérité, qu'en fait DESESSARTZ : « Que l'enfant en veuille (de la bouillie) ou qu'il n'en veuille pas, qu'il ait faim ou non, il faut malgré lui qu'il l'avale ; en vain il la rejette, sa nourrice impitoyable la lui repousse avec le doigt ou la cuiller, et profite de l'instant où ses cris lui font ouvrir la bouche, pour la lui enfoncer jusque dans l'œsophage ; de sorte qu'elle ne le croit nourri que quand il est presque suffoqué. » Cette même observation, qu'il serait facile de renouveler à présent, n'avait pas échappé à un auteur plus ancien, qui la rapporte ainsi : *Quadrimestres et trimestres, quater in die iis replentur alimentis, itâ ut teneram œtatem dubitent nutritam, nisi quasi suffocatam sentiant.* (Philip. HOECHSTER, *obs. med. decur.* 4, *p.* 51). Retracerai-je encore mille autres inconvéniens attachés à l'emploi des nourrices mercenaires ? Il n'est personne qui, avec un peu de réflexion, ne les sente vivement, et si l'on pèse avec attention et sans partialité les faits qui se présentent pour et contre, on verra que les avantages de l'allaitement par une nourrice, sur l'allaitement artificiel, sont au moins douteux : quant à moi je ne balance point à prononcer, et des faits nombreux pourraient venir à l'appui de cette assertion, que l'allaitement artificiel pratiqué par la mère, tient le premier rang après l'allaitement maternel.

C'est ainsi qu'une femme privée du bonheur de nourrir son enfant, peut être encore tout-à-fait mère en le conservant près d'elle, en lui prodiguant tous les soins que réclame le premier âge, et en substituant au lait qui lui manque, le lait de vache récemment tiré, et présenté comme je l'ai indiqué précédemment. Enfin, pour que l'enfant jouisse des avantages de la succion immédiate, on pourrait, comme cela s'est pratiqué quelquefois, le faire allaiter par une chèvre, ou par une ânesse.

J'ai omis, à dessein, de parler de ce qu'on nomme nourrices sur lieu, ce moyen n'étant pas admissible pour la majorité, et n'ayant d'ailleurs que fort peu d'avantages. La surveillance qu'on exerce sur elles est tout-à-fait illusoire. J'en ai vu une qui, n'ayant point de lait, présentait le sein à l'enfant devant la mère, et le bourrait en cachette de toutes sortes d'alimens : on ne s'aperçut que fort tard de cette coupable manœuvre.

L'enfant est sevré, ses dents se sont développées, son estomac est sain, ses digestions sont régulières ; quel régime adoptera-t-on pour entretenir cette heureuse harmonie des fonctions ? Doit-on lui accorder indistinctement tous les mets qui paraissent sur nos tables ? Non sans doute, ou bien l'on verrait les fâcheuses conséquences de cette pratique. Le pain, le laitage, les viandes bouillies ou rôties, les légumes et les fruits de bonne qualité, tels sont les alimens dont on doit lui permettre l'usage. Quelques auteurs vont même jusqu'à défendre totalement la viande, avant l'âge de quatre ans : sans observer rigoureusement ce précepte, il est bon cependant que les substances animales ne forment qu'une faible proportion de la nourriture.

L'eau est pour les enfans la boisson la plus salutaire, lorsqu'elle est légère et limpide ; elle leur suffit même généralement, à moins que des indications spéciales ne viennent autoriser l'usage du vin ; dans ce cas même on ne doit l'employerqu'avec réserve. Les liqueurs alcoholiques, le thé, le café, doivent être sévèrement interdits. Dans le premier âge, ils n'ont pas besoin de boissons, le lait les remplace toutes ; elles leur seraient également inutiles, lorsqu'un peu plus tard ils se nourrissent d'alimens demi-liquides. Il est d'ailleurs d'observation qu'ils boivent difficilement, et qu'il arrive souvent chez eux que les liquides pénètrent dans les voies aériennes.

Il est certaines règles de régime qui, appartenant à toutes les époques de l'enfance, n'ont pu être placées encore. Telle est celle qui consiste à donner peu d'alimens en somme, et surtout peu à la fois; l'estomac alors s'accommode mal d'être surchargé; mais, comme il jouit d'une prodigieuse activité, la digestion est bientôt accomplie, et réclame de nouveaux matériaux. On ne doit point refuser des alimens à un enfant qui en demande, même après le repas; mais, dans ce cas, on doit lui donner ceux qui, étant peu capables de flatter le palais, ne l'exciteront pas à manger au-delà du besoin. On trouve des substances pour lesquelles ils éprouvent une répugnance prononcée, qu'il est même inutile de vaincre, parce qu'elle cesse le plus souvent d'elle-même; mais, cette circonstance exceptée, les enfans seront accoutumés à manger indistinctement tous les alimens qu'on leur présentera; on ne cherchera point à réveiller leur appétit par des mets agréables ni par des sucreries: lorsque la nature nous ôte le désir des alimens, c'est qu'ils nous seraient nuisibles, et la diète suffit la plupart du temps pour nous le faire recouvrer. Enfin, malgré l'usage de fixer l'heure des repas, on devrait toujours attendre, chez les enfans, que le besoin de manger se fît sentir, sans le prévenir jamais, et surtout faire en sorte qu'ils ne mangeassent pas au-delà de ce qui est nécessaire.

2° *Des médicamens.*

Les femmes ont une malheureuse propension à médicamenter leurs enfans, non-seulement quand ils sont malades, mais encore par précaution. Leur tendresse, toujours inquiète, leur fait tout adopter sans jugement, et trop souvent elles ont à se repentir, lorsqu'elles ont aggravé des maladies déjà existantes, ou déterminé celles qu'elles auraient pu éviter. Les humeurs, les glaires, la bile, les vers sont les ennemis contre lesquels elles dirigent leurs batteries, et les purgatifs, les émétiques, les dépuratifs, les vermifuges, les narcotiques et les absorbans, sont d'un usage trop commun. Il est tout naturel que les moyens les plus rationnels soient précisément ceux qu'elles repoussent, et telle femme qui, malgré l'avis de trois médecins, refusera de tenir son enfant à la diète, ou de lui apposer quelques sangsues, de son autorité privée, ou d'après le conseil d'une commère, ne balancera pas à lui administrer l'émétique, l'ipécacuanha, le jalap et l'opium; car je ne parle pas ici des amulettes contre les convulsions, des colliers d'os de cheval, du mercure cru enfermé dans une noisette, et recouvert de drap écarlate, et de mille autres spécifiques qui ne sont que ridicules; mais il est certain que, pour la plus légère indisposition, les mères se hâtent de purger et de faire vomir leurs enfans, et qu'il n'est pas rare de voir des accidens très-graves, suivre ces médications intempestives. Je pourrais citer des exemples fâcheux, mais qui m'entraîneraient hors de mon sujet. Puissent ces considérations inspirer aux mères de famille une sage réserve, et les engager à ne rien faire que d'après l'avis d'un médecin éclairé! Il y a quelques moyens toujours utiles et du moins innocens, dont elles peuvent disposer en attendant et pour calmer leur inquiétude, jusqu'à l'arrivée de l'homme de l'art: ce sont l'abstinence, le repos, les boissons tempérantes, les bains tièdes, les lavemens émolliens. On a vu souvent ce régime, qu'elles dédaignent à cause de sa simplicité, produire les plus heureux effets; mais quand même la maladie continuerait sa marche, elles n'auraient pas le remords d'avoir essayé sur leurs enfans des armes meurtrières, même entre les mains de ceux qui ont appris à les manier.

Chapitre V.

Des excrétions.

Entretenir les excrétions fut toujours une des règles les plus importantes de l'hygiène; elle l'est surtout, à cette époque de la vie, où toutes les fonctions jouissent de la plus grande activité. L'enfant naissant est enduit plus ou moins d'une substance blanche et grasse, désignée par les anciens sous le nom de *vernix caseosa cutis*, et dont l'usage paraît être de défendre la peau contre l'action prolongée du liquide qui la baignait. On a coutume de l'enlever par des lotions répétées avec de l'eau mêlée de vin; mais il est plus avantageux d'employer un corps gras ou du savon. On n'a pas besoin de ratisser la peau pour la nétoyer exactement, la transpiration qui s'établit, suffit pour l'en débarrasser, sans occasioner de douleur.

La perspiration cutanée, comme on le pense bien, joue un grand rôle à une époque où le mouvement de composition et de décomposition est si rapide, et le moindre obstacle qu'on y apporterait entraînerait de grands dangers. C'est pour cela qu'on doit la favoriser par tous les moyens, et que les bains, les lotions avec l'eau pure ou chargée de savon, les frictions sèches, huileuses ou aromatiques, ne sont jamais plus salutaires que dans l'enfance.

La rétention du méconium a donné quelquefois lieu à des accidens, et a été considérée comme une cause fréquente de maladie ; elle peut s'observer, sans qu'il y ait de vice de conformation, et surtout lorsque l'enfant ne tette pas le premier lait appelé *colostrum*. On s'est, de tout temps, attaché à en favoriser l'expulsion par différens moyens, tels sont l'huile d'amandes douces, le sirop de chicorée composée ; mais cela n'est nécessaire que chez les enfans qu'on nourrit artificiellement, ou qu'on met en nourrice, et même au lieu de leur donner des purgatifs, il suffirait de leur faire boire un peu d'eau miellée ou de petit-lait. Quand la vessie ne se vide pas d'elle-même, il faut, lorsqu'on s'est assuré qu'il n'existe point d'imperforation, exposer l'enfant à une douce chaleur et lui faire quelques frictions sur l'hypogastre avec de l'huile légèrement chauffée.

La digestion s'accomplissant avec une grande rapidité dans le premier âge, les évacuations se répètent plusieurs fois par jour, et diminuent de quantité à mesure que les alimens devenus plus solides, restent plus long-temps soumis à l'action des organes. La constipation alors est bien moins commune que la diarrhée. J'ai déjà parlé de celle qu'on appelle *germes des dents*, et qu'on regarde comme salutaire ; je signalerai celle qui se manifeste plus tard, comme l'indice d'une irritation intestinale, qui réclame également l'emploi de la diète et des boissons tempérantes. La régularité des évacuations urinaire et fécale doit toujours être entrenue ; il faut accoutumer les enfans à céder au premier sentiment du besoin, sans chercher à le vaincre, ainsi qu'on a souvent la maladresse de l'exiger au détriment de leur santé. *Locke* conseille un procédé facile et avantageux pour régulariser les évacuations alvines ; c'est de présenter l'enfant à la garde-robe tous les jours, à la même heure, jusqu'à ce que l'habitude se soit établie.

C'est vers la tête que se manifeste d'une manière plus sensible cette surabondance de propriétés vitales qui appartiennent à l'enfance : si on y joint une nouvelle excitation par l'application de coiffures trop pesantes et trop chaudes, on voit bientôt s'établir une congestion souvent fâcheuse dans ses résultats. C'est alors que le cuir chevelu devient le siége d'éruptions variées, appelées *gourmes*, *croûtes de lait, achores*; et que ces exanthèmes, une fois développées, ne guérissent qu'avec beaucoup de peine. On observe qu'ils sont extrêmement rares chez les enfans dont la tête est habituellement découverte et tenue avec propreté ; tandis qu'au contraire, ils se montrent fréquemment chez les enfans pauvres, négligés, et chez ceux qui sont ordinairement affublés de cinq ou six bonnets. Lorsque les cheveux sont courts, rien n'est si facile que de tenir la tête propre, au moyen d'un peigne et d'une brosse de chiendent ou de crin, et de la débarrasser des poux qui s'y logent souvent. Malgré le préjugé, qu'il est dangereux de détruire ces insectes (1), on ne doit point en souffrir sur la tête des enfans : la démangeaison qu'ils

---

(1) J'ai vu des mères vouloir donner des poux à leurs enfans malades, dans l'espoir de les guérir.

produisent, les engage à se gratter, à écorcher le cuir chevelu, qui devient alors, si l'on n'y porte remède, le siége d'ulcérations interminables. Je suis loin, cependant, de conseiller les applications irritantes qu'on a coutume d'employer contre eux, et qui ont été les seules causes des accidens observés en pareil cas.

Il est encore une autre excrétion morbide qui appartient à l'enfance ; je veux parler du suintement qui s'établit autour des oreilles, et même dans le conduit auditif externe : cette affection, qui dépend des mêmes causes que celles dont je viens de faire l'énumération, et coïncide presque toujours avec elles, s'accompagne de douleurs très-vives, et même capables d'entraîner la consomption ; les mêmes moyens préservatifs et curatifs, c'est-à-dire les soins de propreté, lui sont également applicables.

Aux excrétions naturelles j'ajouterai celles qui sont provoquées artificiellement : savoir les exutoires dont l'usage est devenu si commun chez les enfans, auxquels ils conviennent moins, peut-être, qu'à toute autre période de la vie.

Chapitre VI.

1° *Des exercices.*

La vie de l'homme se partage entre le repos et le mouvement ; mais ces deux états de l'individu doivent être dans un certain rapport pour que la santé soit parfaite ; et comme l'excès de l'un et de l'autre est préjudiciable, il faut chercher à en fixer les limites respectives. A peine sensible chez l'enfant qui vient de naître, le mouvement se manifeste peu à peu, en suivant le développement des organes musculaires qu'il favorise à son tour. C'est pour cela que, respectant les intentions de la nature, une mère prudente éloignera tout ce qui peut en entraver la marche, et se gardera bien, surtout, de la précipiter par des manœuvres inconsidérées. Car, s'il est vrai que l'exercice musculaire auquel l'enfant se livre de lui-même, et proportionnellement à ses forces, est propre à les accroître, il est certain que l'exercice auquel on le soumet prématurément, entraîne des conséquences fâcheuses et souvent irréparables. Observons, en effet, ce qui se passe chez les enfans auxquels on enseigne à marcher ; d'abord, comme ils ont passé les premiers mois de leur existence, les jambes enveloppées et allongées l'une contre l'autre, ces parties n'ont acquis ni accroissement ni résistance, et sont absolument incapables de soutenir le poids du corps. Cependant on les suspend avec des lisières ; ou bien on les place dans un charriot, appareils trop connus pour que j'aie besoin de les décrire ici ; leurs jambes qui fléchissent, font que tout l'effort porte sur la poitrine et sur les épaules, de là les poitrines écrasées, et les épaules saillantes en avant, ce qui constitue au moins une conformation désagréable, si, plus tard, il n'en résulte pas des accidens funestes : de plus, les os qui n'ont pas encore pris toute leur consistance, se courbent en différens sens, et donnent lieu aux difformités de la colonne vertébrale et des extrémités inférieures qui se rencontrent à chaque pas. Examinons au contraire les enfans qui sont abandonnés à eux-mêmes, et nous serons conduits à cette conclusion, qu'il est parfaitement inutile de leur apprendre à marcher. Déjà *Rousseau* avait prononcé sur ce point.

« Y a-t-il rien de plus sot, dit-il, que la peine qu'on prend pour leur apprendre à marcher, comme si l'on en avait vu quelqu'un qui, par la négligence de sa nourrice, ne sût pas marcher étant grand. (*Emile*). J'ai vu plusieurs enfans qu'on laissait toute la journée à terre sur un tapis, sans jamais essayer de les faire marcher, et qui l'ont appris tout seuls avant un an. D'abord, on les voit râmper péniblement sur le ventre, pour atteindre les objets de leurs désirs; plus tard, ils commencent à se soutenir sur les genoux et sur les mains, et à marcher, comme on dit, à quatre pattes; lorsque leurs forces se sont accrues, ils cherchent à se lever, en s'appuyant sur ce qui les entoure; ils font quelques pas et retombent, presque toujours assis; ils se relèvent, et finissent, après quelques épreuves, par marcher seuls et sans chanceler. Il faut bien se garder, lorsqu'on voit tomber un enfant en pareil cas, de courir vers lui d'un air effrayé; il faut rire, au contraire, et le laisser se relever lui-même : on sent bien qu'en voyant l'inquiétude de ses parens, il en concevrait à son tour et ne voudrait plus faire de nouvelles tentatives. Le plus souvent, il n'est soumis qu'à un mouvement passif qui a fort peu d'avantage, et ne peut qu'entraîner des inconvéniens, lorsqu'on n'y fait pas une grande attention. La plupart des nourrices et même des mères, portent leurs enfans dans une situation verticale, et assis de côté sur l'avant-bras avec lequel elles le pressent contre elles. Cette manière d'agir n'est point indifférente, surtout chez les petites filles, puisque par une pression répétée elle tend à diminuer le diamètre transversal dn bassin. Il faut donc, lorsqu'on porte les enfans, les asseoir sur l'avant-bras, de sorte que les os des hanches n'éprouvent point de compression, et le meilleur est de ne les porter que fort peu, et de les laisser habituellement à terre.

Dès que les enfans sont parvenus à marcher, il est nécessaire de les habituer peu à peu aux exercices qui doivent favoriser le développement de leurs organes. Ce précepte est applicable, non-seulement aux garçons, mais encore aux jeunes filles, pour lesquelles on choisira les exercices les moins fatigans. La gymnastique, à laquelle les anciens accordaient un rang si distingué dans l'éducation physique, était depuis long-temps tombée dans l'oubli ; depuis quelques années M. *Amoros*, professeur très-distingué, a essayé de la ramener parmi nous. Le succès le plus complet a couronné ses efforts, et le docteur Londe, dans son estimable *traité de la gymnastique médicale*, en a fait ressortir toute l'utilité. La réunion des divers exercices qu'il propose, et qu'il met en usage, a pour effets de préserver le corps de l'obésité, de lui donner de la souplesse, de la force, de la grace, et de l'agilité ; et par la manière dont ils sont dirigés, ils peuvent avoir une heureuse influence sur le moral lui-même. De tous ceux qu'on a successivement conseillés, aucun ne réunit plus d'avantage que la natation ; elle met en jeu à la fois tous les muscles, toutes les articulations, en même temps que l'eau dans laquelle on est plongée, exerce sur tout le corps une action tonique. Cet exercice, à raison de toutes ces circonstances, mérite d'être placé au premier rang, et d'ailleurs il pourra être facilement employé, si l'on adopte pour les enfans l'usage des bains froids. Les autres exercices, chacun en raison de ses effets physiologiques, fourniront d'utiles auxiliaires, et la meilleure méthode pour les mettre à profit, est sans contredit celle de M. *Amoros*. Ce professeur, en effet, les a inventés et réglés de manière : « 1° à servir à l'entretien de la santé, et au développement progressif et régulier de toutes nos facultés physiques, 2° à corriger certains vices de conformation, qui sont la cause prédisposante des affections les plus redoutables, 3° à rétablir l'équilibre entre certaines parties du corps, en rendant à certains systèmes d'organes tout entiers, le développement dont les avait privés la prédominance congénitale ou accidentelle de ceux d'entre eux qui détournaient à leur profit les principes réparateurs, et s'opposaient à leur égale répartition, 4° enfin, à pouvoir être employés avec beaucoup de succès dans le traitement d'un grand nombre d'affections. (Londe, *gym. méd.*)

Je n'entreprendrai point la description de tous les exercices employés par M. *Amoros*; il me suffira de dire qu'ils se composent de la course, du saut, des actions de grimper, de tirer et de porter, diversement combinées : la natation en fait également partie ; il me semble qu'on pourrait y joindre utilement le maniement des armes et les évolutions militaires, comme on l'avait adopté dans les colléges, dans un but que je suis loin d'approuver, mais qui n'empêchait pas les jeunes gens d'en tirer beaucoup d'avantages.

Les exercices actifs sont les seuls qui conviennent aux enfans; on peut encore leur appliquer ceux qu'on peut appeler mixtes: telles sont l'équitation, et la promenade dans un bateau dont on dirige le cours: mais ces derniers appartiennent plutôt à l'adolescence et à la jeunesse.

Les jeux mêmes ne sont point à négliger pour ceux qui s'occupent de l'éducation: on interdira aux enfans les jeux sédentaires; et d'ailleurs cette défense ne sera pas nécessaire, si on sait les attirer ailleurs par l'attrait du plaisir. Ce conseil est surtout relatif aux jeunes filles, qu'on tient dans un esclavage dont leur santé souffre trop souvent. Chez les anciens, le sexe avait ses gymnases, où les filles s'appliquaient aux mêmes exercices que les jeunes gens; dans quelques pays même, les deux sexes s'exerçaient ensemble. Sans prétendre introduire des usages trop contraires à nos mœurs, je voudrais que les jeunes filles fussent moins assujetties aux jeux sédentaires, qui leur sont ordinairement réservés, qu'on les laissât courir, sauter en plein air, qu'on leur donnât des jeux propres à développer leurs forces physiques, le volant, la balle, la corde et quelques autres du même genre. Par ce moyen, on verrait partout une santé florissante, au lieu de la pâleur, des migraines et des spasmes, qui font l'apanage de nos dames du bon ton. L'époque de la puberté, presque toujours orageuse chez les femmes de la ville, s'aperçoit à peine chez les robustes paysannes accoutumées à la fatigue, au travail, et à toutes les intempéries atmosphériques ; la gestation, l'accouchement, ne sont chez elles que des fonctions accompagnées d'incommodités ; ce sont des maladies terribles, dans la plupart des cas, pour les femmes élevées dans la mollesse.

Les avantages de la gymnastique sont maintenant reconnus ; quatre années d'expérience, et l'assentiment des médecins les plus éclairés les confirment. Espérons que bientôt des gymnases établis d'après les mêmes principes que celui de M. *Amoros*, s'éléveront dans toute la France, et en multiplieront les bienfaits.

Les travaux de l'esprit, auxquels on applique les enfans, non-seulement trop tôt, mais encore dans une direction vicieuse, sont souvent la cause de leur mauvaise santé; et l'on voit périr prématurément presque tous ceux qui se distinguent par la précocité de leurs facultés intellectuelles; aussi ne verra-t-on jamais d'hommes *parfaits*, c'est-à-dire, offrant l'équilibre des facultés physiques et morales. On pourrait l'espérer, peut-être, si les pères voulaient eux-mêmes élever leurs enfans; mais, comme l'a dit un écrivain moderne: « les rêves d'un homme de bien ne sont jamais que des rêves; il n'est donné qu'aux passions et à l'intérêt d'avoir une réalité trop démontrée. »

Quoi qu'on ait dit: *l'homme est né pour travailler, comme l'oiseau pour voler*; il est prouvé néanmoins qu'il n'apporte point en naissant le goût du travail; « ce sont des besoins réels ou factices, c'est le démon de la cupidité, c'est la passion d'une vaine gloire; c'est plus souvent encore l'aiguillon de l'amour-propre, qui nous fait sortir de notre apathie naturelle et surmonter le dégoût du travail. (M. Fouquier, *diss. inaugur.*) » L'enfant n'est capable de l'acquérir, que quand on lui présente le travail sous la forme du plaisir, ou comme un moyen de l'obtenir. Est-ce la route qu'on suit ordinairement? Je le demande à toute la génération actuelle?

Il est quelques enfans qui nous étonnent, par le développement précoce de leur intelligence et de leur jugement, autant que par leur constitution saine et robuste; et cependant leurs parens les ont élevés sans peine; ils les ont instruits en jouant, et sans qu'il leur en ait jamais coûté une larme. Tout l'art de ces parens, vraiment sages, a consisté à suivre ce précepte de notre *Montaigne*: « *on doit ensucrer les viandes salubres à l'enfant, et enfieller celles qui lui sont nuisibles;* » et les résultats qu'ils ont obtenus, sont la démonstration irrécusable de cet axiome: « L'éducation morale ne peut réussir que lorsqu'elle est préparée et secondée par l'éducation physique. (A. *Jullien, éduc. phys. mor. et intellec.*)

2° *Du sommeil et de la veille.*

Le sommeil, ainsi que les autres parties du régime, doit être réglé d'après des vues rationnelles ; il est d'observation, que les enfans naissans y consacrent tout le temps qu'ils n'emploient point à manger, et ne sont réveillés que par la faim. On devra donc les abandonner à cet instinct de la nature, et les laisser dormir tant qu'ils veulent, bien persuadé qu'ils ne dormiront point au-delà de ce qui est nécessaire, pourvu qu'on ne les berce pas. Le bercement, en effet, est une pratique vicieuse ; il entraîne une congestion cérébrale bien évidente, et qui peut avoir des conséquences funestes. Lors donc qu'un enfant crie, il faut s'assurer s'il n'a pas faim, s'il n'est pas sali par des matières, ou tourmenté par quelque douleur, et, par ce moyen, on apaisera ses cris bien plus sûrement, qu'en le secouant jusqu'à l'étourdir, comme cela se pratique. C'est encore un usage très-répandu, surtout chez les nourrices mercenaires, de leur donner du vin ou des narcotiques pour les empêcher de crier. Mais quelle est cette tranquillité prétendue ? C'est la stupeur de l'ivresse, ou du narcotisme. J'ai vu deux enfans empoisonnés par le sirop diacode administré dans cette intention.

Il est aussi mal entendu de troubler le

sommeil des enfans, que de le provoquer artificiellement ; ainsi, quand naturellement ils témoignent le besoin de dormir, laissez-les s'y livrer en paix, et s'éveiller d'eux-mêmes ; plus tard, quand il sera nécessaire de les éveiller, gardez-vous de le faire brusquement ; le réveil en sursaut laisse après lui un mal-aise qui se prolonge fort avant dans la journée. Le père de *Montaigne* avait bien remarqué cette circonstance, puisqu'il avait toujours soin, dans son enfance, de le faire éveiller au son des instrumens.

Le sommeil étant favorable à la nutrition et à l'accroissement du corps, doit être nécessairement prolongé dans l'enfance ; mais il est des bornes qu'il ne faut pas dépasser. Il convient que les enfans se lèvent et se couchent de bonne heure, dans tous les temps ; cette habitude est souvent le gage d'une longue carrière : on remarque qu'elle a été celle de la plupart des centenaires. Six heures, ainsi que les accorde l'Ecole de Salerne, ne sont pas suffisantes dans le jeune âge, il en faut à peu près huit à heuf, jusqu'à dix ans, époque à laquelle on peut les réduire à sept ; et d'ailleurs l'enfant soumis à un régime régulier, finira bientôt par s'éveiller de lui-même à la même heure, surtout si le plaisir l'attend à son lever.

A cet article, se rattachent nécessairement des considérations relatives aux lits en général, à leur construction, aux substances qui les composent, à leur situation, à leur température. Le berceau, espèce de caisse dans laquelle on couche les petits enfans, a plusieurs avantages généralement reconnus, et qui doivent en faire continuer l'usage ; on y mettra de petits coussins de balle d'avoine, qu'on aura soin de renouveler souvent ; ils conservent moins la chaleur et les émanations animales, que les matelas de laine et les lits de plume. Il ne doit pas être oouvert de rideaux trop épais, ni trop hermétiquement fermés ; on ne le placera point auprès des murailles, surtout si elles sont humides ; on ne le tournera pas non plus de manière à ce que le jour vienne en arrière ou de côté, ce qui peut donner lieu au strabisme. Les enfans y seront placés tantôt sur un côté, tantôt sur l'autre, mais toujours la tête élevée, de peur que l'afflux des mucosités ne produise la suffocation. Mais quelle que soit la commodité du berceau, on ne doi pas y laisser languir les enfans qui sont éveillés ; il faut s'empresser, au contraire, de les mettre à terre sur un tapis ou sur une couverture. La composition des lits n'est pas étrangère au développement du corps, et à la conservation de la santé ; on sait quelle différence on trouve dans ses forces, suivant qu'on a passé la nuit, dans un lit ferme et modérément chaud, ou bien qu'on s'est enveli dans la plume et les couvertures. De toutes les substances employées pour cet usage, la paille, la laine et le crin, sont les seules qu'on doive admettre dans les lits des enfans. On ne les accoutumera point à coucher sur la plume ni à être trop couverts, c'est le moyen de leur procurer toujours un sommeil tranquille et réparateur.

Si les veilles prolongées sont toujours nuisibles, elles le sont plus encore à l'âge où l'accroissement n'est pas achevé. Il faut donc les interdire absolument aux enfans, et surtout lorsqu'au défaut de sommeil se joindront et la chaleur et des émanations malfaisantes, et des impressions morales trop vives, inconvéniens qui se trouvent réunis dans les salles de spectacle, où l'on se hâte trop souvent de les conduire.

Chapitre VII.

Des passions.

Les rapports nombreux et constatés, qui existent entre le physique et le moral, ne doivent point être ignorés par ceux qui s'occupent de l'éducation, et les désordres matériels, déterminés souvent par les passions, exigent qu'on ait égard à leur influence, dès le commencement de la vie. Elles se développent, en effet, bien plus tôt qu'on ne le croit, et l'on ne saurait dire si elles naissent spontanément, ou si elles sont acquises par suite de l'imitation. La colère, la jalousie, la crainte, sont, de toutes les passions, celles qui se montrent le plus communément dans l'enfance, et j'aurais mille exemples à citer, pour en prouver les conséquences funestes. C'est donc à les prévenir qu'il faut donner une attention spéciale, et c'est pour cela qu'il faut s'attacher à reconnaître les signes qui les caractérisent. Dès que l'enfant est capable de quelque opération intellectuelle, il est susceptible de passion ; à défaut de la parole, il les exprime par ses cris; mais comme les cris sont chez lui le moyen unique de transmettre au dehors ses sensations, il est important de distinguer ceux qui sont provoqués par le besoin et la douleur, de ceux qui ont pour cause l'impatience et la colère, afin de satisfaire promptement aux premiers, et de ne tenir aucun compte des autres. Pour peu qu'on s'en occupe, la distinction devient facile. Lorsque des tranchées, par exemple, tourmentent un enfant, ses cris sont plus aigus et moins suivis, en même temps que le ventre est chaud, sensible, dur, et même gonflé; lorsqu'au contraire il n'a d'autre but que de soumettre à son caprice ceux qui l'environnent, ses cris sont forts, continus; il ne répand pas de larmes; il s'apaise dès qu'on lui cède, et pleure de nouveau si l'on vient à le contrarier encore.

Mais autant il est nuisible de laisser prendre aux enfans un empire qui ne leur appartient pas, autant il est ridicule et imprudent de les contrarier, de les agacer, comme on le fait souvent par plaisir. Que la justice la plus exacte dirige ceux qui sont appelés à les gouverner, qu'ils les soumettent à la nécessité, et jamais à leur volonté personnelle. Ce principe une fois inculqué dans leur âme, les rendra d'une docilité dont leurs parens auront à se féliciter dans toutes les circonstances ; mais le meilleur moyen de les en persuader, c'est de convenir quelquefois de ses torts à leur égard. Au contraire, dans notre système actuel, les parens et les maîtres s'arrogent une infaillibilité qu'ils soutiennent avec une rigueur plus propre à les faire craindre et haïr, qu'à leur concilier le respect et l'attachement. Cette proposition paraîtra peut-être hasardée, mais je demande à ceux qui la condamnent tout d'abord, de reporter leur imagination à l'époque où ils étaient soumis à ce pouvoir arbitraire, et de ne prononcer qu'après cela.

La jalousie, dont on voit chez les adultes les effets déplorables, sévit contre l'enfance, et l'on en compterait difficilement les victimes ; bien souvent elle est produite par des préférences marquées pour un enfant, au détriment des autres ; mais on la voit se manifester souvent aussi sans cause appréciable. Quoi qu'il en soit, l'enfant qu'elle atteint est sombre, taciturne ; il fuit les jeux de son âge ; il perd l'appétit, son teint se décolore ; il maigrit et s'affaiblit de jour en jour ; une fièvre exacerbante s'empare de lui, et le mène au tombeau, malgré tous les secours de l'art. Peut-être est-il vrai qu'on se hâte trop d'attribuer à la jalousie ce dépérissement, dont on trouve souvent la cause dans une habitude pernicieuse, commune chez les plus jeunes enfans, et surtout chez ceux du sexe féminin.

Les auteurs sont remplis d'observations d'épilepsie, de manie, et même de mort subite, survenues à la suite de frayeurs ; et ces accidens sont d'autant plus fréquens, que la sensibilité nerveuse est plus développée. Ces faits montrent combien il importe de ne jamais effrayer les enfans volontairement, et plus encore de les aguerrir peu à peu, de manière à ce qu'ensuite rien ne puisse faire sur eux une impression dangereuse. C'est dès la plus tendre enfance qu'il faut leur donner cette fermeté de caractère : on n'y parviendra jamais, si l'on permet qu'ils soient bercés avec des contes de revenans.

C'est donc à cette époque, où l'on ne suppose pas même qu'il existe des passions, qu'on pourra les combattre avec avantage : il savait bien ce qu'il en coûte pour les dompter, quand elles ont grandi avec l'individu, celui qui donna ce sage précepte :

> Principiis obsta : serò medicina paratur
> Cùm mala per longas invaluere moras.
> (Ovid.)

Les châtimens corporels doivent-ils être mis en usage ? Cette question, depuis longtemps résolue par la négative, semblerait, d'après quelques faits, devoir être posée de nouveau ; mais la réponse sera toujours la même, et l'expérience vient la confirmer. Les châtimens corporels, quels qu'ils soient (1), ont pour but de provoquer une douleur plus ou moins considérable, mais toujours passagère ; à moins que par une barbarie dont on trouve encore des exemples, on n'estropie les enfans pour les corriger. Or, la plupart d'entre eux oublient bien promptement la douleur physique, au lieu que les peines qui attaquent l'honneur, ce sentiment si vif et si pur dans l'enfance, lorsque surtout elles sont

---

(1) Le fouet surtout, ce châtiment si usité autrefois, a des effets trop pernicieux sur les parties génitales, pour que l'hygiène puisse le permettre, quand même la décence et l'honneur ne le proscriraient pas.

employées avec une sage réserve, et une juste sévérité, produisent toujours les effets désirés. Tout le monde connaît les heureux résultats de la police adoptée dans les écoles d'enseignement mutuel, et la parfaite équité des *élèves jurés*, qui prononcent sur les fautes de leurs condisciples.

Si j'ai voulu qu'on bannît entièrement les punitions corporelles, je suis bien loin de conseiller de soustraire les enfans à la douleur; elle doit si souvent les atteindre, qu'on ne saurait trop tôt les habituer à la supporter sans se plaindre; mais il est d'autres moyens de parvenir à ce but, ce sont l'exemple et l'émulation.

Je termine ici les considérations sur la partie morale de l'éducation; peut-être sembleront-elles trop étendues, mais elles m'ont paru indispensables au plan que je me suis tracé.

Chapitre VIII.

Appendice.

Je me suis borné jusqu'ici, comme *Locke*, à indiquer ce que doivent faire les parens, sans le secours de la médecine, pour conserver et consolider la santé de leurs enfans, ou du moins pour leur faire une constitution qui ne soit point sujette aux maladies; mais ce but si désirable, un petit nombre l'atteindra; la majorité en sera toujours plus ou moins éloignée. Il n'est donc pas hors de propos de joindre aux règles que j'ai tracées sur l'hygiène des enfans, quelques réflexions et quelques conseils sur les maladies auxquelles ils sont exposés.

Il est encore certains états de l'économie qui, sans constituer une maladie proprement dite, réclament les secours de l'art, telle est la dentition. Ce travail s'accompagne, dans la plupart des cas, d'un trouble plus ou moins notable des fonctions, et surtout de la digestion; l'appétit diminue; il survient de la diarrhée, de la fièvre; la bouche est dans un état inflammatoire bien marqué ; il se fait une abondante sécrétion de salive, les gencives sont dures, tendues et douloureuses. Au lieu de les frotter avec un corps dur, et même de les déchirer avec l'ongle, comme le font beaucoup de personnes, il faut donner à l'enfant de petits bâtons de réglisse ou de guimauve effilée, frotter les endroits malades avec un peu de miel, y appliquer quelques substances émollientes, par exemple, des figues bouillies dans du lait, du pain d'épice ; enfin dans le cas où l'incision serait nécessaire, on la pratiquerait avec un instrument convenable. Quelques boissons adoucissantes, un peu de diète suffiront pour calmer tous les accidens : on doit s'abstenir soigneusement de toute autre médication.

Lorsque les dents sont toutes développées, il n'est plus question que des soins de propreté ; l'eau pure et une brosse douce employées tous les matins, sont préférables à toutes les préparations célébrées par le charlatanisme et la cupidité. La seconde dentition est accompagnée, comme la première, de légers dérangemens dans la santé ; les mêmes précautions écarteront alors des enfans les orages que redoute pour eux la sollicitude maternelle. Il ne convient pas d'arracher les dents qui commencent à chanceler, parce qu'elles frayent la voie à celles qui doivent les remplacer, et le plus souvent c'est à cette précaution maladroite, qu'est due la pousse irrégulière des dents de sept ans.

L'orthopédie, c'est-à-dire l'art de remédier aux défauts de conformation, ne devrait pas être mentionnée ici, puisque les difformités acquises après la naissance, ne sont que les conséquences des manœuvres mal entendues auxquelles j'ai voulu soustraire les enfans. Cependant je suppose que, malgré tous les soins que j'ai conseillés, ou plutôt par quelques erreurs, quelques uns deviennent noués, suivant l'expression vulgaire, l'expérience démontre qu'on peut, par des machines, et principalement par des exercices combinés de différentes manières, rétablir l'harmonie des formes qui a été détruite.

Quoique je me sois prononcé ouvertement contre les médicamens de précaution, je suis loin de refuser la confiance que méritent les moyens prophylactiques consacrés par de nombreuses expériences. L'inoculation de la vaccine, cette découverte précieuse, par laquelle est restreint chaque jour le domaine d'une affreuse maladie, nous fournira un moyen de plus pour assurer à notre élève une constitution saine et robuste; il sera soumis, dès le second ou le troisième mois, à cette opération dont toute la génération actuelle atteste les bienfaits.

L'observation et la méditation des ouvrages écrits sur les maladies des enfans, se réunissent pour prouver qu'elles sont dues, pour la plupart, à la mauvaise manière de les élever; et pour soutenir cette assertion, je ne suis embarrassé que du choix des exemples. Ainsi les gerçures, les excoriations, tiennent au défaut de propreté; les éruptions variées du cuir chevelu à l'habitude de trop couvrir la tête; les vomissemens, les coliques, la diarrhée, à la qualité des alimens ou à la mauvaise manière de les administrer : en un mot, il n'en est peut-être pas une qu'on ne pût éviter par l'exactitude à suivre les préceptes de l'hygiène.

Le plus souvent, les maladies des enfans ne deviennent graves que pour avoir été méconnues par les parens, qui réclament trop tard les secours du médecin, après avoir épuisé sans succès toutes leurs connaissances médicales. Quelques unes de ces maladies sont tellement dangereuses que le moindre retard peut être funeste ; tel est le croup ; telle est encore l'hydrocéphale aiguë, dont les symptômes doivent être signalés aux mères de famille, afin que, reconnus dès le début, ils puissent être attaqués avec succès. Un enfant menacé du croup éprouve des alternatives de chaud et de froid, il est triste, inquiet, la respiration est un peu gênée, la voix enrouée ; la nuit, après quelques heures de sommeil, il s'éveille, s'agite, et tousse d'une manière inaccoutumée ; cette série de phénomènes, qui annonce d'autres affections que le croup, ne doit jamais être négligée. Quelquefois aussi la première période manque, et la maladie s'annonce dès les premiers instans par les signes qui lui sont propres. C'est ordinairement la nuit : l'enfant se réveille avec une toux violente, rauque, et offrant un bruit particulier, comparé au cri d'un jeune coq (voix croupale) ; il respire avec peine ; la voix est aiguë, glapissante ; il ressent à la gorge de la gêne, de la constriction ; il renverse la tête en arrière, et témoigne de la douleur, quand on presse la partie antérieure du col : en même temps, chaleur à la peau, fièvre, coloration du visage, yeux brillans, soif vive, anxiété extrême ; en un mot, tout ce qui décèle une inflammation aiguë. On doit faire d'autant plus d'attention à cette maladie, qu'elle a une marche insidieuse, et qu'elle ne se calme en apparence que pour se relever avec plus de fureur. Aussi, dès qu'on la voit paraître, il faut invoquer les secours de l'art, et s'ils sont trop éloignés, appliquer de suite, trois ou quatre sangsues à la partie antérieure du col, en même temps qu'on emploiera des bains de pieds avec la moutarde et le vinaigre, les lavemens purgatifs, la diète et le repos. Ce cas est le seul où la mère puisse se permettre d'agir, parce que le péril est imminent, et que le succès dépend de l'activité : d'ailleurs, en supposant que les symptômes précités n'appartiennent pas au croup, ce traitement ne peut avoir que des effets heureux. L'hydrocéphale aiguë, bien qu'aussi funeste, est cependant moins rapide dans sa marche, et permet davantage d'attendre le conseil d'un médecin. J'en fais mention ici, seulement pour prévenir l'abus du vomitif, moyen qui tend à augmenter le danger. Des vomissemens symptomatiques se manifestent presque toujours au début, et sont, pour beaucoup de personnes, une indication formelle de l'emploi des émétiques; mais il est constant que les phénomènes morbides sont accrus par cette médication. On supposera qu'un enfant est affecté d'hydrocéphale aiguë, s'il se plaint de douleurs au sommet de la tête, ou au-dessus des orbites; s'il fuit la lumière, s'il a des nausées et même des vomissemens; s'il est assoupi, sans cependant pouvoir dormir; s'il a du délire et des visions fantastiques. Cette maladie exige aussi de prompts remèdes; encore est-elle funeste dans le plus grand nombre des cas; mais peut-être parviendrait-on à en borner les ravages, si on la reconnaissait dès qu'elle commence à se montrer.

Indépendamment des maladies auxquelles tous les âges sont exposés, il en est quelques unes qui appartiennent spécialement à l'enfance, et qu'une éducation physique sagement dirigée peut prévenir, ou du moins combattre avec avantage; tels sont, par exemple, les aphthes, les vomissemens, la diarrhée, le rachitis, les convulsions. Ces maladies, en effet, s'observent presque exclusivement chez ceux qui sont abandonnés à des nourrices mercenaires ou à des mères peu instruites ; elles respectent en général ceux qui croissent sous la protection de la tendresse maternelle éclairée par l'hygiène et la philosophie.

Conclusion.

Tels sont les préceptes que j'ai cru devoir tracer ; ils reposent sur l'observation comparative des faits, et sur des raisonnemens faciles à saisir ; ils peuvent avoir une heureuse influence, non-seulement sur les enfans, mais encore sur la société toute entière ; car toutes les vertus ont entre elles une sorte d'enchaînement, tel que la pratique de l'une conduit nécessairement à celle de l'autre. Celui qui sera bon père pourra-t-il manquer d'être bon époux, ami sincère, citoyen dévoué à la patrie ? Oubliera-t-elle facilement ses devoirs d'épouse, la femme qui consacrera tous ses momens à élever les fruits de son amour ? Pourraient-ils jamais être ingrats, les enfans, objets de tant de sollicitude et d'affection ?

Cependant, je dois le répéter encore, c'est l'ensemble de ces moyens qui, seul, peut faire une bonne éducation; employés isolément, ils n'auront que des effets peu utiles ou même nuisibles. Ce plan est facile à suivre, autant, au moins, que celui qu'une aveugle routine continue à mettre en usage. L'expérience a signalé les avantages de l'un et les vices de l'autre, pourquoi ne pas se décider en faveur du premier?

Ne professer aucune opinion exclusive, adopter avec candeur tout ce qui est démontré bon, repousser sévèrement tout ce qui n'est pas avoué par le bon sens et l'observation, telle est la devise que j'ai choisie, et à laquelle je m'honorerai de rester toujours fidèle.

FIN.